AF588953

ESSAI

SUR LE

GENOU EN DEDANS

PAR

LE DOCTEUR SAUREL

Ex-interne des hôpitaux de Lyon.

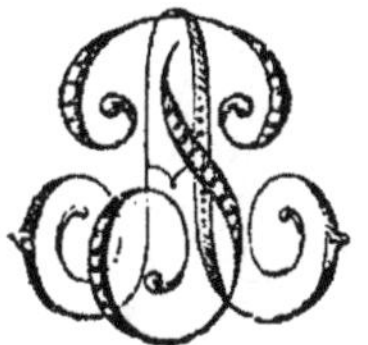

PARIS

A. PARENT, IMPRIMEUR DE LA FACULTE DE MEDECINE,

RUE MONSIEUR-LE-PRINCE, 31.

1872

ESSAI

SUR LE

GENOU EN DEDANS

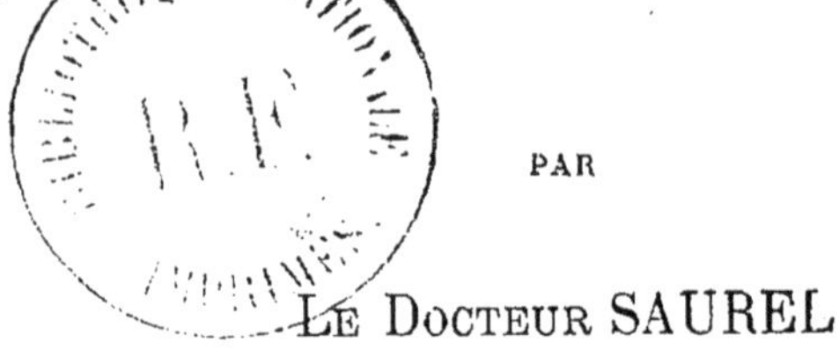

PAR

LE DOCTEUR SAUREL

Ex-interne des hôpitaux de Lyon.

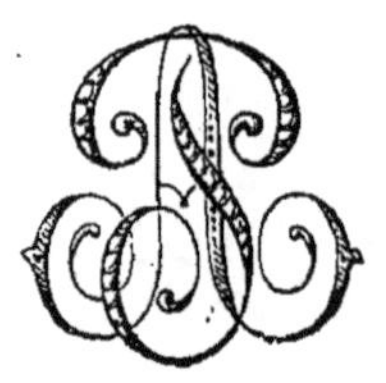

PARIS

A. PARENT, IMPRIMEUR DE LA FACULTE DE MEDECINE,

RUE MONSIEUR-LE-PRINCE, 31.

1872

A MON PÈRE, A MA MÈRE.

A MON ONCLE.

A MES SŒURS.

A MON BEAU-FRÈRE.

A M. DELORE,

Ex-chirurgien de l'hospice de la Charité de Lyon.

A MES MAITRES DANS LES HOPITAUX DE CLERMONT-FERRAND ET DE LYON.

A MES AMIS ET A MES ANCIENS COLLÈGUES DE L'INTERNAT.

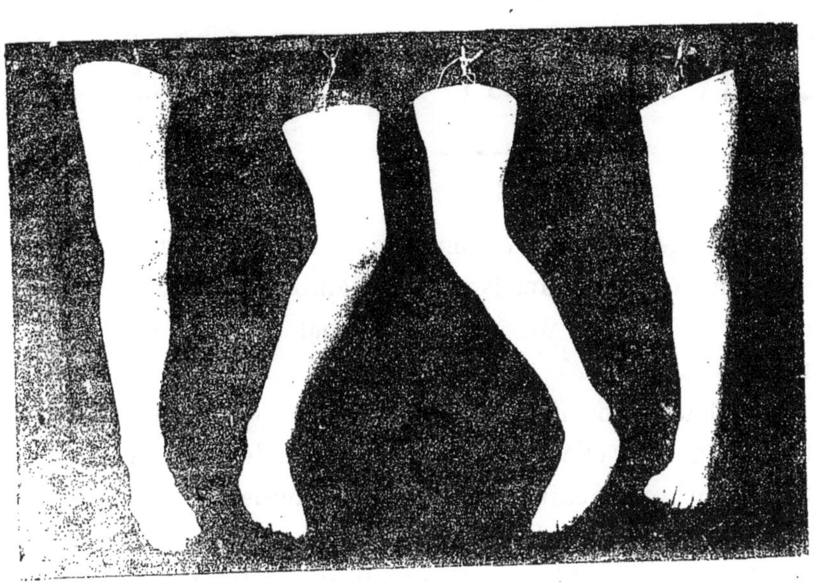

ESSAI

SUR LE

GENOU EN DEDANS

On appelle genou en dedans, ou genou cagneux, une difformité acquise, dans laquelle la jambe et la cuisse forment ensemble un angle anormal, saillant en dedans.

Quand la difformité se développe chez un enfant de 2 à 12 ans, elle est presque toujours le résultat d'une courbure rachitique des os de la jambe.

Quand elle se montre entre 12 et 20 ans, elle n'est pas de nature rachitique et paraît dépendre d'une lésion du cartilage épiphysaire.

Au delà de 20 ans, le genou cagneux peut se développer à la suite d'une arthrite sèche ; mais ordinairement il se complique lui-même à un âge avancé d'arthrite sèche qui augmente encore la déviation.

Ces trois espèces pathologiques formeront l'objet de trois chapitres.

Je m'étendrai un peu longuement sur le traitement

par redressement brusque, inauguré par M. Delore, et qui est appelé à remplacer tous les autres modes de traitement chez les enfants.

Je prie M. Delore, qui m'a guidé dans le choix de ce sujet, de recevoir l'expression de ma reconnaissance pour les conseils savants qu'il m'a donnés et pour l'amitié bienveillante dont il m'a honoré.

J'exprime toute ma reconnaissance à M. Cornil et à M. Lannelongue pour la complaisance qu'ils ont mise à m'aider dans la composition de ce travail.

Je remercie également M. Philippeaux des renseignements qu'il m'a si obligeamment communiqués.

CHAPITRE PREMIER.

GENOU EN DEDANS RACHITIQUE.

ANATOMIE PATHOLOGIQUE. — Tous les auteurs sont d'accord pour attribuer au rachitisme le genou en dedans chez les enfants. Bouvier (1) l'attribue avec raison à des courbures des os, mais il ne donne aucun détail et ne dit pas ce que deviennent les épiphyses et les couches qui séparent la diaphyse de l'épiphyse.

Jules Guérin (2) dans la première observation citée dans le *Rapport* attribue la déviation rachitique non-seulement à des courbures osseuses, mais aussi à une déformation cunéiforme de l'épiphyse tibiale.

J'ai eu l'occasion de faire une autopsie de genou cagneux qui va nous éclairer sur ce point d'anatomie pathologique.

Autopsie. — Déviation en dedans du genou ; rachitisme en voie de réparation ; courbures des diaphyses ; épiphyses non déformées.

Enfant âgé de 3 ans, mort de pneumonie à l'hospice de la Charité, à Lyon.

(1) Leçons cliniques sur les maladies chroniques de l'appareil locomoteur, 1858.

(2) Rapport sur les traitements de M. J. Guérin, par une Commission, 1848.

Nouure très-prononcée.

Le genou gauche est devié en dedans: quand les genoux sont en contact il y a entre les malléoles internes un intervalle de 6 centimètres.

Quand les os de la jambe gauche sont dépouillés des parties molles, voici ce que l'on observe :

Fémur. — Il a dans toute sa longueur une courbure uniforme, légère, à convexité antérieure. L'extrémité inférieure de la diaphyse a subi une légère courbure à convexité interne : il en résulte que le condyle interne descend plus bas que l'externe : quand on compare le fémur droit qui est normal au fémur gauche, on voit que chez ce dernier le condyle interne descend de 4 millimètres plus bas que son congénère, ce qui produit une obliquité anormale en bas et en dedans du plan articulaire. Les deux condyles externes sont à la même hauteur.

Tibia. — Il a dans toute sa longueur une courbure uniforme, peu prononcée, à convexité interne et antérieure, de sorte que la jambe est déjetée en dehors non-seulement par la torsion du fémur, mais encore par celle du tibia; en dedans la diaphyse et l'épiphyse se trouvent sur la même ligne par effacement de la concavité normale qui est au-dessous de la tubérosité interne. En dehors cette courbure est au contraire exagérée.

Péroné. — Il est courbé brusquement vers l'union des deux tiers supérieurs avec le tiers inférieur dans le même sens que le tibia.

Epiphyses. — Le fémur et le tibia étant sciés tranversalement par leur milieu et suivant leur longueur vers les extrémités du genou, on constate que les épiphyses du fémur et du tibia ont absolument les mêmes dimensions à droite qu'à gauche et sont normales.

Cartilages épiphysaires. — Ils portent le cachet du rachitisme et sont beaucoup plus épais qu'à l'état sain. Cette lésion se voit dans tout le reste du squelette. Au fémur gauche le cartilage épiphysaire a 4 millimètres d'épaisseur : au tibia, du même côté, 4 millimètres en dedans, 2 seulement en dehors. Ils se limitent du côté de la diaphyse et de l'épiphyse par une ligne dentelée très-irrégulière. Au genou droit les cartilages épiphysaires du fémur et du tibia n'ont que 2 millimètres d'épaisseur.

Une lésion commune à toutes les épiphyses est celle-ci : de

chaque cartilage épiphysaire partent deux prolongements cartilagineux qui proéminent dans l'épaisseur du noyau osseux épiphysaire et ont une courbe concentrique à la surface du noyau : ils cessent brusquement vers le milieu de son épaisseur.

Au genou gauche, dans les deux os, la couche spongoïde est très-épaisse, elle atteint 5 millimètres en dehors et devient très-mince en dedans. Quand on presse sur l'épiphyse, cette couche se laisse facilement écraser.

Le tissu osseux est un peu raréfié ; la moelle a une coloration rosée normale.

Le cartilage épiphysaire du fémur gauche a été examiné au microscope par M. Cornil : il y a trouvé les lésions caractéristiques du rachitisme : avec cette particularité que, à la limite de l'os et du cartilage, l'ossification est beaucoup plus irrégulière qu'elle n'est d'ordinaire chez les rachitiques. Des traînées de cellules cartilagineuses non infiltrées de sels calcaires traversent toute la couche spongoïde et s'avancent très-loin au milieu du tissu osseux de la diaphyse.

En résumé, la déviation en dedans du genou est produite exclusivement par la courbure rachitique des diaphyses du fémur et du tibia. Les épiphyses conservent leurs dimensions normales.

Dans la grande majorité des cas, le fémur et le tibia sont courbés simultanément ; quelquefois cependant le tibia seul est incurvé au-dessous de sa tête ; ce point est une sorte de lieu d'élection de la courbure tibiale dans le genou en dedans ; alors l'interligne articulaire est horizontal comme à l'état normal. Le fémur peut être seul incurvé ; la pièce 577 (*a*) du musée Dupuytren que je décris dans le troisième chapitre en est un exemple.

Etat des ligaments.—Sur 17 observations de genoux

en dedans rachitiques, j'ai trouvé 10 fois du relâchement des ligaments et 7 fois l'état normal. Le relâchement a lieu non-seulement dans le ligament latéral interne, mais dans le ligament latéral externe et croisé antérieur. Il en résulte une sorte de dislocation ; l'extension peut être poussée plus loin que la ligne droite, et lorsqu'elle atteint sa limite, la jambe forme avec la cuisse un angle obtus saillant en arrière. Il existe des mouvements de latéralité qui augmentent à mesure qu'on fléchit la jambe.

Dans les sept observations où j'ai trouvé une absence de relâchement, il m'a été impossible d'en saisir la cause, car je n'ai pu voir aucune différence apparente d'avec d'autres cas semblables où le relâchement existait ; chez les sujets où la déviation était double, l'absence de relâchement avait lieu des deux côtés.

M. Jules Guérin avait fait une catégorie spéciale pour les genoux en dedans, causés uniquement par la rétraction essentielle du ligament latéral externe ; la quatrième observation citée dans le *Rapport* est donnée comme un type de cette espèce. Elle a trait à un enfant de deux ans et demi, chez lequel on n'a vu aucune trace de rachitisme ; cette théorie pathogénique a conduit ce chirurgien à pratiquer la section de ce ligament dans ces cas. M. Delore, qui a vu à la Charité et dans sa pratique un nombre énorme de déviations en dedans chez les enfants, n'a jamais vu de cas de rétraction et a toujours pu accuser le rachitisme.

Moi-même, dans les cas nombreux que j'ai observés pendant mon internat à la Charité, j'ai toujours trouvé des traces plus ou moins accusées de cette affection. D'autre part, M. J. Guérin ne cite aucune autopsie à l'appui de son opinion. Je crois donc que le genou en dedans par rétraction du ligament latéral externe n'existe pas. J'en dirai de même de la rétraction du biceps et du fascia lata, qui est toujours consécutive à la déviation.

Où commence le genou cagneux ? Cela est fort difficile à dire. Entre l'état physiologique et la déviation confirmée, il y a des transitions insensibles. Dans le but de m'éclairer sur ce point, j'ai examiné la conformation des membres inférieurs de 25 enfants âgés de 3 à 14 ans choisis au hasard dans un service de médecine de filles à l'hospice de la Charité. Les mesures ont été prises, le sujet étendu sur le dos, les membres inférieurs rejoints et bien droits, la rotule regardant en avant.

Voici le résultat auquel je suis arrivé :

Une seule enfant sur les 25 a une conformation irréprochable ; les malléoles internes sont au contact sans que les condyles internes se touchent, et ces derniers sont séparés par un intervalle de 8 millimètres ; cette fille a 11 ans.

Quatre ont une conformation déjà un peu défectueuse ; les malléoles et les condyles internes sont à la fois en contact. Leur âge varie entre 3 et 11 ans.

Dix-huit ont une déviation très-légère. Quand les genoux sont en contact, les pieds sont écartés de $0^m,008$ à $0^m,06$. L'écartement suit en général la même progression que l'âge ; les enfants qui ont 6 centimètres d'intervalle ont de 11 à 14 ans. L'on ne peut pas encore dire qu'elles aient un genou en dedans.

Deux enfin sont cagneuses à un très-faible degré ; je dis qu'elles sont cagneuses parce que l'angle formé par la cuisse et la jambe est devenu choquant à la vue. L'une, âgée de 5 ans, a $0^m,035$ d'écartement entre les pieds.

La seconde, âgée de 3 ans, a 5 centimètres.

C'est donc seulement quand la déviation dépasse un certain angle et qu'elle est devenue choquante à la vue qu'elle prend le nom de genou en dedans.

Mécanisme du genou en dedans.

Quand un enfant cagneux fléchit la jambe, la déviation disparaît, et la jambe s'applique directement derrière la cuisse. Inversement, à mesure qu'on étend la jambe, la déviation reparaît.

L'explication de ce phénomène est assez compliquée, et malheureusement je ne l'ai pas étudiée sur le cadavre d'enfants cagneux et j'en suis réduit à dire ce qui me paraît le plus rationnel.

Le fémur ou le tibia peuvent être isolément déformés ou bien simultanément.

Supposons d'abord le cas où le fémur seul est déformé ; le tibia étant resté absolument normal. La pièce 577 (*a*), décrite au troisième chapitre, en est un exemple. Le condyle interne descend beaucoup plus bas que l'externe et force le tibia, dans l'extension, à se porter en dehors ; mais en arrière le condyle interne ne faisant pas de saillie, le tibia revient peu à peu à la rectitude.

Le tibia peut produire identiquement les mêmes effets par l'inclinaison de sa cavité glénoïde externe, le fémur étant normal; la pièce 576 (*d*) nous en fournira un exemple au troisième chapitre.

La surface glénoïdienne externe forme alors un plan incliné en arrière et en bas, sur lequel glisse le condyle : ce glissement est encore favorisé par la disposition de la surface condylienne en plan incliné de même sens : ces deux plans glissent en sens inverse, le fémur en arrière, le tibia en avant. Il en résulte que le quart postérieur du condyle reposant sur un niveau très-inférieur à la surface glénoïdienne interne, est obligé de descendre, mais comme le fémur ne peut pas s'incliner, c'est le tibia qui remonte et qui se porte en dehors. Ces mouvements ne peuvent pas se produire sans un allongement et un tiraillement du ligament croisé antérieur et des ligaments latéraux. De là, le relâchement des ligaments que nous avons décrits chez la plupart des cagneux.

Je ne m'étendrai pas plus longuement sur ce mécanisme, afin d'éviter des redites : je renvoie pour de plus amples détails, à la description de la pièce 576 (*d*) au chapitre III.

Etiologie. — La station debout et la marche sont les conditions essentielles du développement de la déviation. C'est sous l'influence du poids du corps que les os ramollis se courbent ; aussi le genou en dedans ne survient jamais avant que l'enfant ait marché.

C'est vers trois à quatre ans que se trouve le maximum de fréquence du genou en dedans : la déviation a commencé insensiblement quand l'enfant a fait ses premiers pas, elle augmente peu à peu et finit par devenir très-prononcée vers trois ans, souvent plus tôt. Quelquefois le genou en dedans ne se développe que plus tard ; je l'ai même vu (5e observation) survenir à l'âge de douze ans et demi, mais je considère ce fait comme une exception.

La fréquence de cette difformité est énorme dans les grandes villes : elle y est en rapport avec le rachitisme dont elle n'est qu'un accident. On ne la trouve à un degré prononcé que chez les gens pauvres qui n'ont pas eu de quoi payer un tuteur au début, quand la déviation ne faisait que commencer.

Symptômes. — Dans la station debout, le cagneux met le membre dévié en légère flexion et en rotation en dehors. La pointe du pied est portée en dehors et se rapproche plus ou moins de la position transversale : celui-ci est en adduction, mais, malgré cela, repose sur le sol, principalement par le bord interne et la partie interne de la plante : son axe antéropostérieur est incurvé à concavité interne, comme dans le pied bot varus. Cette déviation disparaît complétement quand le malade est au lit : alors le pied est droit par rapport à l'axe de la jambe, le bassin est incliné du côté du membre dévié, quand il n'y en a qu'un de difforme : il en résulte une incurvation de compensation de la colonne vertébrale, dont la convexité est du côté de la déviation. Le but de la flexion et de la rotation du membre en dehors, est de ramener le pied autant que possible vers le centre de la base de sustentation normale.

Dans la marche, le membre dévié décrivant un demi-cercle autour du membre opposé, vient le croiser en avant, le pied dirigé obliquement, tourne autour de son bord interne ; à chaque pas, le corps tout entier s'incline vers le côté malade. Si les deux membres sont déviés, la marche ressemble à celle des palmipèdes : elle est facile, mais rapidement fatigante ; la rotule se porte un peu en dehors, parce que le triceps tend à suivre la ligne droite d'une insertion à l'autre.

Traitement. — Le traitement doit varier suivant la période du rachitisme : si l'enfant est encore dans la deuxième période ou au commencement de la troisième, il faut s'abstenir provisoirement de traitement chirurgical et ne s'occuper que de l'état général. On insistera sur les moyens hygiéniques, le bon air, les viandes rôties, les bains de mer, ou simplement salés (sel marin 2 kilog., eau Q. S.), huile de foie de morue, de 15 à 60 grammes par jour.

Quand les os seront devenus solides, on pourra songer au redressement, celui-ci peut se faire de plusieurs façons : 1° lentement ; 2° brusquement.

1° *Redressement lent.* — A. *par effort continu.* — Il a pour résultat d'allonger les ligaments, latéral externe et croisé antérieur. Le membre peut alors exécuter des mouvements de latéralité et être ramené dans la rectitude. Une foule de machines et d'appareils ont été construits dans ce but ; on en trouvera une description complète dans l'*Arsenal de chirurgie contemporaine, par M. Gaujot,* 1867, et dans le *Traité de thérapeutique des maladies articulaires de A. Bonnet,* 1853.

Je crois inutile d'entrer dans leur description, parce que ce genre de traitement doit être abandonné même pour les déviations faibles.

A Lyon, on se sert de la planche de M. Blanc, que j'ai vu employer quelquefois chez les enfants ; je renvoie pour sa description au traitement de l'adolescent.

Une fois le redressement obtenu, on applique un tuteur pour maintenir le membre droit et permettre la marche, mais il est impuissant à produire le redressement des déviations légères, parce qu'il n'empêche pas le membre de se mettre en rotation en dehors, et dans cette position, il n'agit pas du tout.

M. Mathieu a imaginé, dans ces dernières années, de faire des attelles flexibles latéralement : elles sont droites à l'état libre, mais lorsqu'on les applique sur le membre, elles se courbent et agissent comme un ressort pour le redresser.

B. *Procédé par effort intermittent.* — Il consiste en un effort brusque et intermittent, mais faible, de manière à ne pas produire de douleur ; comme dans la méthode précédente, il se produit un allongement permanent des ligaments. Delacroix (1) avait imaginé

(1) Dictionnaire des sciences médicales en 60 vol., 1819, t. XXVIII, p. 342.

une sorte de pédale articulée latéralement à angle droit, avec une tige verticale qui longeait la face interne de la jambe; en appuyant sur la pédale, celle-ci basculait et la tige verticale repoussait le genou en dehors, le malade se tenait debout, chaque pied dans une pédale et faisait des mouvements comme s'il marquait le pas.

Mellet (1) faisait des séances de redressement d'un quart d'heure, deux fois par jour, dans l'intervalle il appliquait le tuteur.

Malgaigne (2) avait imaginé une semelle plus épaisse en dedans, qui forçait la jambe à se déjeter en dehors, à chaque pas, le genou subissait un effort.

Ces différents modes de traitement sont abandonnés aujourd'hui.

II. *Redressement brusque.* — 1° ***Procédé par sections tendineuses sous-cutanées***, pratiquées pour la première fois par M. J. Guérin (3). Ces sections répondaient à sa théorie de la rétraction musculaire et ligamenteuse. Il sectionnait le ligament latéral externe, puis l'aponevrose du fascia lata et quelquefois même le tendon du biceps; aussitôt après il se produisait un redressement partiel, qu'on achevait au moyen d'appareils agissant lentement.

(1) Manuel d'orthopédie, 1844.
(2) Leçons d'orthopédie, 1862.
(3) Ouvrage cité.

M. A. Bonnet (de Lyon) (1) suivit M. J. Guérin dans cette voie, mais il réservait les sections pour les adultes.

2° *Procédé par redressement forcé.* — C'est le meilleur mode de traitement pour les enfants, et il est appelé à remplacer toutes les autres méthodes : M. Bonnet joignait les sections tendineuses au redressement forcé chez les adultes. M. Delore, venant après Bonnet, fit le redressement forcé seul sans section tendineuse (2), il l'établit en méthode régulière de redressement chez les enfants : celle-ci consiste à redresser violemment le membre en une seule séance après anesthésie, et à conserver le redressement obtenu par un bandage amidonné et plus tard un tuteur.

Voici comment on opère : on saisit solidement le bas de la jambe avec une main, pendant que l'autre main tâche de fixer solidement le genou ; on ramène violemment la jambe en adduction par des efforts intermittents, mais sans brusquerie et en mesurant la force employée ; il faut déployer une grande vigueur, et le concours de plusieurs aides est souvent nécessaire pour arriver à un résultat ; le chirurgien prend la position qu'il juge la plus commode, voici celle que j'avais adoptée parce qu'elle donne à l'opérateur une force

(1) Ouvrage cité.
(2) Gazette médicale de Lyon, 1861, p. 311.

telle qu'il peut redresser les membres à lui tout seul, sans une trop grande fatigue : le chirurgien se place en dehors du membre à redresser (supposons le genou gauche), il met le membre en rotation en dehors ; dans cette position, il forme un pont dont le genou est le point culminant ; le bas de la jambe est reçu et tenu solidement dans le pli du bras gauche, et la main du même côté vient s'appliquer sur le genou ; la main droite est également appliquée sur le genou, qui se trouve ainsi embrassé par les deux mains et fixé solidement : alors le genou est appuyé contre la poitrine de l'opérateur, et, pendant qu'avec le bras gauche il immobilise le bas de la jambe, il fait effort de tout le poids de son corps sur le genou qui forme un pont, avons-nous dit; puis, par des mouvements intermittents il continue jusqu'à ce qu'il ait obtenu le redressement complet ; il faut pour cela de dix minutes à un quart d'heure.

Les mains appliquées sur le genou le tiennent très-solidement et l'empêchent de se mettre en flexion, ce qui ne manque pas d'arriver quand on ne le saisit pas bien.

Pendant l'opération plusieurs craquements sont perçus dans le genou.

Aussitôt le membre redressé on appliqne un solide bandage amidonné qui prend tout le membre jusqu'à l'aine. Il faut avoir soin de mettre beaucoup d'ouate autour du genou et de maintenir le pied bien droit, afin que le malade puisse marcher. Le bandage est solidifié immédiatement en appliquant par-dessus deux attelles en fil de fer qu'on enlève dès que le bandage est sec.

Les suites de l'opération sont très-bénignes : quelquefois dans la journée et le lendemain, il y a de la douleur dans le genou opéré ; d'autres fois elle manque complétement. Pendant deux ou trois jours la température du corps s'élève de 1 à 2 degrés au plus, et même souvent la fièvre passe inaperçue. M. Delore a opéré un nombre énorme de genoux en dedans, tant à l'hospice de la Charité que dans sa clientèle, et il ne lui est jamais arrivé d'accident.

Quand le bandage est sec, on peut permettre au malade de se lever et de s'essayer à marcher sans aucun inconvénient : il forme en effet une gaîne très-solide, qui transmet le poids du corps à la jambe et au pied, sans que le squelette concoure à cette transmission, la cuisse étant conique s'emboîte solidement dans le cône creux formé par le bandage et ne peut pas descendre.

Le fait suivant est inexplicable autrement.

Louis Valette, âgé de 6 ans, est opéré à la Charité ; le lendemain matin, avant la visite, je le trouvai levé et marchant tant bien que mal, pour jouer avec les autres enfants.

Au bout d'un mois environ, quand le traumatisme produit a eu le temps de se réparer, le bandage amidonné est enlevé et remplacé par un tuteur dont on immobilise l'articulation du genou, lequel étant encore faible, fléchirait sous le poids du corps.

Souvent le malade ne peut pas faire les frais d'un tuteur et ne peut pas en obtenir gratuitement. Dans ce cas on y supplée tant bien que mal en coupant circulairement le bandage au genou et en appliquant de chaque côté de cette articulation une attelle solide en fer, articulée en forme de compas; cette particularité du traitement mérite des recherches, nouvelles, car le prix d'un tuteur est souvent le seul obstacle au redressement d'un grand nombre de genoux cagneux.

Je cite deux observations propres à montrer les suites de l'opération.

Obs. I. — Déviation rachitique des deux genoux. Redressement brusque.

Pierre Maguerot, 4 ans et demi, entré le 23 septembre 1869 à l'hospice de la Charité, dans le service de M. Delore.

Le début de la déviation remonte à l'âge de 2 ans et demi environ : le genou droit s'est pris avant le gauche. Depuis lors la difformité a fait des progrès constants.

Actuellement : signes certains de rachitisme ; les tibias ont tous les deux une courbure à convexité antérieure, portant à peu près uniformément sur toute leur longueur, les poignets sont noués.

Quand le malade est couché sur le dos, les genoux au contact, il y a entre les malléoles internes un intervalle de 24 centimètres, la ligne médiane du corps étant prolongée, le pied droit s'en écarte de 15 centimètres, le pied gauche de 9 centimètres.

On sent à travers les parties molles l'espèce de crochet que forme le bord externe du fémur recourbé en dehors, l'interligne articulaire est oblique en bas et en dedans;

État général très-bon: le rachitisme est dans la période de réparation.

Opération le 11 novembre, anesthésie, redressement brusque des deux genoux poussé jusqu'à la rectitude parfaite pour le membre gauche, imparfaite pour le droit. — La jambe reprend sa position primitive quand on l'abandonne à elle-même, il y a des mouvements de latéralité très-étendus; le genou est comme disloqué, un bandage amidonné remontant jusqu'à l'aine est appliqué sur chaque membre.

Dans la journée, le malade n'a pas souffert, il voulait aller s'amuser et pleure parce qu'on l'empêche de se lever. A 4 heures et demie soir, température axillaire 38° centigrades.

12 nov. — Matin: a bien dormi, pouls 120, t. ax. 38 0/5; langue blanche, facies injecté, vivacité conservée, pas de douleurs. Soir, t. ax. 38 1/5, a mangé comme à l'ordinaire avant l'opération.

Le 13. — Matin: t. ax. 37 3/5; la rougeur de la face a disparu. Soir, 39.

Le 14. — Matin: 38 4/5. Soir, 38; la santé est complétement revenue à son état normal.

Au bout de quelques jours le malade a commencé à se lever et à marcher avec peine au début, plus facilement après quelques jours.

Le 7 janvier 1870, 26 jours après l'opération, on lui enlève ses bandages amidonnés, le membre gauche a une rectitude parfaite; celui de droite fait encore un angle léger, mais dans les deux côtés le redressement ne se reproduit pas quand les membres sont abandonnés à eux-mêmes.

Malgré la défense qu'on lui a faite de sortir du lit, il se lève et marche sans tuteur, sans que la déviation se reproduise. On néglige de le faire coucher et pendant deux jours il reste levé et se promène dans la salle: la déviation ne réapparaît pas, ce résultat est fort remarquable.

Le 9 janvier il est survenu sous l'influence de la marche un peu d'entorse dans le genou droit, avec gonflement et douleur à la pression; néanmoins M. Delore juge que l'on peut achever le redressement de ce membre; anesthésie par l'éther, redressement forcé poussé jusqu'à la rectitude parfaite; bandage amidonné.

Il n'y a eu à la suite ni douleur ni fièvre.

Le 29 janvier on enlève le bandage et on applique un tuteur à chaque membre; l'arthrite du genou droit a complétement disparu.

Sorti le 8 février 1870.

Obs. II. — Déviation rachitique des deux genoux.
Redressement brusque.

Philomène Micaud, 9 ans, entrée le 6 janvier 1870 à l'hospice de la Charité, dans le service de M. Delore.

Nous n'avons pu obtenir aucun renseignement sur la date du début ni sur les antécédents.

Les extrémités épiphysaires des os longs sont un peu nouées; pas de chapelet costal, pas de courbure apparente des os, tête de volume normal.

La malade étant étendue sur le dos les genoux au contact, il y a entre les malléoles internes un écartement de 25 centimètres ; le degré de la déviation est à peu près le même des deux côtés. Mouvements de latéralité bien prononcés, à chaque genou, l'interligne articulaire est oblique de haut en bas et de dehors en dedans. Les pieds sont droits par rapport à la jambe.

La marche se fait facilement;

État général très-bon.

Opérée le 13 janvier 1870, anesthésie, redressement brusque et complet des deux membres: ceux-ci avaient été moulés en plâtre avant l'opération; aussitôt après, on prend le moule du membre droit, puis on applique à chaque jambe un bandage amidonné, remontant jusqu'à l'aine, le bandage est consolidé par des attelles en fil de fer.

Pendant tout le jour, douleurs vives dans les deux genoux, coliques de 2 heures à 5 du soir, pas de fièvre, vers 9 heures du soir les douleurs cessent.

14 janvier. A bien dormi, les genoux sont encore très-légèrement douloureux ; un peu de réaction générale fébrile, chaleur à la peau, langue blanche.

Le 15. — La douleur a complétement disparu, toujours un léger degré de fièvre.

Le 16. — La fièvre a cessé.

Le 17. — Je la fais lever et marcher en la soutenant par l'aisselle, aucune douleur dans les genoux ; les bandages sont complétement secs ; on lui permet de rester levée ; les attelles de fil de fer sont enlevées.

Le 20. — Elle marche maintenant facilement sans s'appuyer ; les bandages au niveau de la plante des pieds se sont assouplis et permettent à ces derniers de fournir une base solide de sustentation.

Le 13 février, juste un mois après l'opération, on enlève les bandages amidonnés ; le membre gauche est moulé en plâtre. On voit, sur la photographie que j'ai fait prendre de ces plâtres, l'atrophie consécutive à l'application du bandage ; le membre gauche pris un mois après l'opération est plus grêle, plus amaigri que le membre droit pris immédiatement après l'opération ; ces plâtres montrent encore que le redressement a été poussé d'emblée jusqu'à la rectitude complète.

La déviation ne se reproduit pas quand les jambes sont abandonnées librement à elles-mêmes, il y a dans chaque genou quelques mouvements de la latéralité.

On lui applique ses tuteurs ; elle marche facilement avec leur aide, mais ne peut pas s'en passer.

Elle sort le 28 février.

Revue à la Charité vers la fin d'octobre 1870. Elle marchait sans tuteurs depuis quelques temps ; les deux membres sont parfaitement droits ; il reste toujours des mouvements de latéralité, quand elle est étendue sur le dos, les genoux au contact, il y a entre les malléoles internes un intervalle de 5 centimètres. Cet écartement s'est produit depuis qu'elle marche sans appareil, aussi va-t-on les réappliquer pour empêcher que la déviation ne fasse des progrès.

Je crois inutile de citer un plus grand nombre d'observations, bien que j'en possède encore plusieurs, parce qu'elles ne seraient que la répétition monotone de celles que je viens de rapporter.

Il résulte de ces deux faits que le malade pourrait à la rigueur, après un mois ou deux, se tenir debout sans tuteurs et même marcher ; mais que le genou pas encore assez solide a besoin d'être soutenu pendant plusieurs mois.

Quels désordres produit-on pendant le redressement brusque ? Pour m'en rendre compte, j'ai répété l'opération sur le cadavre en me mettant autant que possible dans les mêmes conditions d'âge ; ayant affaire à des membres droits, l'adduction forcée de la jambe a produit un genou en dehors ; j'ai répété plusieurs fois l'expérience sur des sujets dont l'âge ne dépassait pas 14 ans, et j'ai toujours obtenu les mêmes résultats.

Expérience cadavérique. — Fille âgée de 6 ans, squelette sain.

La jambe est portée en adduction forcée en opérant absolument comme sur les malades. Je m'arrête quand la déviation atteint 13 centimètres. Pendant l'opération, il s'est produit plusieurs craquements.

La dissection du genou permet alors de constater les désordres suivants :

Fémur. — L'épiphyse ast décollée d'avec la diaphyse et l'écartement mesuré au côté externe est de 7 millimètres. Il est nul au côté interne où les deux os sont encore adhérents. Du côté de l'épiphyse, la surface est rugueuse, presque osseuse ; le décollement s'est fait au-dessus du cartilage épiphysaire dans la couche spongoïde.

Le périoste est resté solidement attaché à l'épiphyse avec laquelle il semble faire corps. Ssr le fémur, il s'est décollé très-haut sans se déchirer ; à la face externe de cet os, le décollement remonte jusqu'à l'union du tiers supérieur avec les deux tiers inférieurs. Dans ce point, il n'occupe qu'une petite partie de la circonférence de l'os ; à mesure que l'on descend, l'étendue horizontale du décollement augmente. En arrière, il ne dépasse pas la ligne âpre, à cause de l'adhérence solide du périoste à ce niveau. En avant, il s'étend jusqu'à la face interne. De sorte que près du genou, le périoste ne tient au fémur que par cette face. Au niveau du décollement épiphysaire, le périoste s'enfonce profondément dans le vide laissé entre les deux os. Il y est poussé par la pression atmosphérique ; si l'on ponctionne ce repli, l'air se précipite en sifflant, et aussitôt le périoste revient par élasticité ; celui-ci ne s'est pas déchiré au niveau du décollement, parce qu'il est très-épais et peu adhérent au fémur dans ce point ; il s'est décollé de proche en proche, et quand l'étendue du décollement a été assez grande, son élasticité lui a permis de s'enfoncer entre les deux fragments du fémur.

Au *péroné* et au *tibia*, les mêmes lésions se produisent, mais à un degré infiniment moins prononcé. Au péroné, il n'y a qu'un décollement épiphysaire de 1 millim. d'écartement en dehors. Au tibia, il n'y a pas d'écartement, la disjonction se traduit seulement par une ligne rouge où les lamelles osseuses sont brisées.

Ligaments. — Le ligament latéral externe, la capsule fibreuse et les ligaments croisés sont allongés, mais non déchirés d'une manière apparente.

Leur allongement permet un écartement de 4 millimètres entre le sommet du condyle externe et le fond de la cavité glénoïde du tibia. Le vide qui tend à se faire entre les deux os est comblé par le cartilage semi-lunaire externe qui se rapproche du centre de l'articulation entraînant après lui toutes les parties molles.

Dans d'autres expériences, le périoste s'est déchiré dans le sens longitudinal, c'est-à-dire dans le sens de ses fibres.

Dans une expérience, l'épiphyse fémorale s'est fracturée par le milieu entre les deux condyles. Le sujet était une fille de 11 ans qui avait eu autrefois du rachitisme ; les os étaient très-épais et aussi forts que chez un adulte ; l'analogie avec les os d'un adulte vient aussi de l'ossification presque complète de l'épiphyse. Le cartilage épiphysaire est réduit à une couche excessivement mince comme sur un sujet de 18 ans environ ; les deux moitiés de l'épiphyse se sont séparées par une fêlure qui part du cartilage de conjugaison et se termine vers le milieu de l'épaisseur de l'épiphyse : cette dernière dans sa moitié externe est complétement décollée ; elle est restée adhérente par sa moitié interne.

Dans une expérience sur une fille de 12 ans, dont le squelette était sain, le ligament latéral externe a été arraché de son insertion fémorale, mais d'une manière incomplète ; il tenait encore à l'os par un lambeau de 2 ou 3 centimètres de large. A ce niveau, la synoviale, ainsi que la bandelette fascia lata, était déchirée.

Si l'on a soin de couper circulairement le périoste à quelques millimètres au-dessus du cartilage épiphysaire, le décollement se fait ensuite avec la plus grande facilité et les ligaments sont à peine allongés, ce qui démontre que, dans l'opération par redressement brusque, l'adhérence du périoste au fémur est la principale résistance que l'on ait à vaincre.

Dans un cas, un fragment du cartilage épiphysaire a suivi la diaphyse.

Mode de guérison. — Ici nous ne pouvons mieux faire que de citer textuellement M. Ollier qui a étudié à fond cette question dans son *Traité de la régénération des os.*

« La disjonction ne se fait jamais sur la limite même du cartilage, mais toujours au niveau de la couche spongoïde normale. Cette particularité est importante au point de vue de la cicatrisation, car ces décollements se réparent comme des plaies osseuses et non comme des plaies cartilagineuses. »

« La réparation se fait comme dans les fractures des os spongieux ; » le tissu spongoïde qui est resté avec le cartilage de conjugaison concourt avec le périoste et la diaphyse à la formation du cal. « La couche la plus voisine du cartilage continue de proliférer et de subir le processus de l'ossification ; mais l'accroissement des os en longueur est toujours un peu entravé. » « S'il y a eu décollement du périoste, on trouve dans les premiers jours une virole cartilagineuse chez les jeunes sujets. » « Le décollement du cartilage de conjugaison influe d'une manière variable sur le développement du membre. L'arrêt d'accroissement paraît nul, si la réduction a été faite immédiatement et si l'inflammation a été soigneusement évitée. » C'est ainsi que les choses se passent chez les enfants ; il n'y a pas d'arrêt appréciable de développement (observation de Grillat); on ne sent pas de tuméfaction osseuse au niveau du décollement.

Après l'opération, on constate un écartement de 4 à 5 millimètres entre les surfaces articulaires à la partie externe ; un mois après, nous avons vu que les surfaces étaient au contact et que la déviation ne se reproduisait pas (observation de Muguerot) ; j'ignore de quelle façon ce vide se comble. Il est probable que, sous l'influence de la station debout, le cal se façonne de manière à permettre à l'épiphyse de venir au contact de la surface glenoïde du tibia.

Le relâchement des ligaments persiste très-longtemps et devient cause de plusieurs accidents graves, tels qu'entorse, récidive de la déviation. Malgaigne le dit formellement (1) : il faut des années pour que les ligaments ramollis et allongés reviennent à leur consistance et à leurs dimensions normales.

Le temps nécessaire à l'articulation pour redevenir solide et permettre de se passer de tuteurs définitivement, est toujours très-long. Nous avons déjà vu, dans l'observation de Philomène Micaud, que l'appareil n'a pu être quitté qu'au bout de huit mois. Je vais encore citer deux autres observations instructives à ce point de vue.

Obs. III. — Déviation rachitique du genou gauche. Redressement brusque. Tuteur quitté au bout de douze mois.

Marie Grillat, 7 ans, opérée il y a dix-huit mois par M. Delore d'un genou en dedans à gauche. Le redressement fut complet dans une seule séance. Bandage amidonné, tuteur appliqué au bout d'un mois.

Depuis six mois elle se passe complétement de l'appareil qu'elle a gardé douze mois environ.

Actuellement, quand les genoux sont au contact et droits, il y a entre les malléoles internes un écartement de quatre travers de

(1) Ouvrage cité.

de doigt. La marche est facile ; les deux membres ont absolument la même longueur.

Obs. IV. — Déviation rachitique du genou droit. Redressement brusque. — Tuteur quitté au bout de huit mois.

Colombe (Marie), 13 ans et demi, née en Abyssinie. Déviation rachitique très-prononcée du genou droit.

Au mois de mai 1869, M. Delore l'opère par redressement brusque. Bandage amidonné qu'on remplace au bout d'un mois par un tuteur.

Le 1er juillet on l'envoie aux eaux d'Uriage. Elle y reste trois mois et revient à l'hôpital de la Charité le 1er octobre. Voici ce que je constate à son arrivée :

Quand les genoux sont droits et au contact, il y a entre les malléoles internes un intervalle de 10 centimètres et demi.

En partant de la ligne médiane du corps prolongée ; le pied droit est à 8 centimètres, le pied gauche à 2 centimètres. La flexion et l'extension se font bien. L'articulation est saine, il y a des mouvements de latéralité causés par le relachement des ligaments. Néanmoins, il est impossible de ramener le membre au point primitif de la déviation. Cette fille se tient debout sans tuteur et peut appuyer sur le genou malade sans que la déviation se reproduise, mais elle conserve encore son appareil. Elle sort le 19 octobre 1869.

Je la revois trois mois après, à l'Hôtel-Dieu, où elle était venue pour une fistule à la mâchoire inférieure. Elle me dit qu'elle marchait sans tuteur depuis déjà quelque temps. L'état du genou droit était le même qu'à la Charité. Elle a dont quitté définitivement l'appareil huit mois environ après l'opération.

Ces trois cas sont les seuls où j'aie pu constater le résultat définitif ; deux fois le tuteur a été quitté au bout de huit mois et une fois au bout de douze mois. Ce résultat est satisfaisant quand on le compare à celui qu'on obtient par le redressement lent : plusieurs années sont souvent nécessaires quand on emploie ce procédé (1).

M. Delore, dans ces dernières années, a été conduit à appliquer le redressement brusque, même aux cas légers, à cause de la brièveté et de la bénignité de ce traitement.

Jusqu'à quel âge peut-on opérer le redressement brusque ? M. Delore l'a pratiqué jusque vers l'âge de dix-huit ans (observation de Faure Antoine).

CHAPITRE II.

GENOU EN DEDANS DE L'ADOLESCENT.

Anatomie pathologique. — Lorsque la déviation se produit entre douze et vingt ans, il est difficile d'admettre qu'elle soit causée par le rachitisme ; j'en ai, cependant, observé un cas à douze ans et demi, que je considère comme exceptionnel et dont voici l'observation :

Obs. V. — Déviation en dedans des deux genoux ; cause rachitique. Début à douze ans et demi. Redressement lent par la planche de M. Blanc.

Marie Emonet, 14 ans, entrée le 20 juin 1869, à l'hôpital de la Charité, dans le service de M. Delore.

(1) Traité de thérapeutique des maladies articulaires, par A. Bonnet, 1853.

La déviation dans les deux genoux remonte à un an environs Elle a été précédée de douleurs vagues dans les membres inférieurs, senties non-seulement au niveau des jointures, mais dan. leur continuité. Ces douleurs, persistant la nuit, causaient quelquefois de l'nsomnie; elles n'étaient pas augmentées par la marche qui, toujours possible, amenait rapidement la lassitude. La malade raconte qu'elle a toujours eu les jointures nouées et que ses parents attribuaient cette particularité à son amaigrissement qui faisait paraître les articulations plus grosses.

Etat actuel : nouure peu prononcé, pas de chapelet costal; constitution faible, chairs flasques, anémie et amaigrissement, non encore réglée.

Les deux genoux sont déviés; ils sont placés depuis le 22 août dans une planche Blanc (1). A chaque jambe on a appliqué une botte amidonnée pour la protéger contre la pression des courroies et donner une prise solide à ces dernières.

Les genoux étant au contact et bien droits, il y a entre les talons un intervalle de 26 centimètres; le degré de la déviation est à peu près égal des deux côtés.

Le 5 octobre, le redressement obtenu étant suffisant, on enlève les bandages pour appliquer deux tuteurs, et on constate l'état suivant :

Lorsqu'on fait effort pour redresser les membres, on obtient une rectitude à peu près parfaite, les deux malléoles internes arrivent presque au contact; mais dès qu'on les abandonne à eux-mêmes, la déviation se reproduit et on trouve alors entre les malléoles internes un intervalle de 17 centimètres. Les genoux sont comme disloqués. Il y a des mouvements de latéralité très-étendus ; ces explorations déterminent un peu de douleur dans le genou, autant à la partie interne qu'à la partie externe.

Quand les jambes sont ramenées à leur deviation primitive, on voit que l'interligne articulaire est oblique en dedans et en bas; l'axe des tibias tombe perpendiculairement sur cette ligne. On peut conclure que le tibia n'a pas de déformation et que le fémur seul en est atteint.

Aucune courbure anormale apparente dans les os du squelette;

(1) Voir au traitement.

la tête a un volume ordinaire; aux deux genoux l'aticulation est saine; sortie le 18 octobre.

L'état général anemique et les antécédents rachitiques constituent une différence énorme entre cette fille et les malades dont je vais maintenant m'occuper. Ceux-ci, au contraire, sont pleins de vigueur et de santé ; la déviation est survenue après des travaux pénibles et pendant la croissance, chez de jeunes garçons exclusivement.

M. Delore (1) pense que, même au-delà de dix ans, le genou en dedans est toujours causé par le rachitisme, mais il ne cite aucune autopsie à l'appui, et toutes les probabilités sont contraires à son opinion : c'est aussi l'avis de MM. Ollier, Lannelougue, Malgaigne. Toutefois, l'on ignore jusqu'à quel âge le rachitisme peut se développer ; on sait seulement qu'il devient de plus en plus rare, à mesure que l'âge s'éloigne de cinq ans, et le fait cité plus haut doit être considéré comme exceptionnel.

Malgaigne (2) et Ollier (3) attribuent à un relâchement primitif du ligament latéral interne et de la capsule fibreuse la déformation des os ; le condyle et la tubérosité internes augmentent de volume jusqu'à ce qu'ils

(1) Gazette médicale de Lyon, 1861, p. 311.
(2) Ouvrage cité.
(3) Gazette médicale de Lyon, 1861, p. 311.

se rejoignent en dehors ; au contraire, sous l'influence de la pression exagérée qui s'exerce, il y aurait arrêt d'accroissement. Malheureusement, ces auteurs ne citent aucune autopsie à l'appui de leur opinion. Mellet (1) fait également jouer au relâchement du ligament interne le même rôle. Ainsi, d'après ces auteurs, tout ce qui peut relâcher les ligaments (entorse, hydarthrose, arthrite), serait cause de genou en dedans.

Je ne puis admettre ces conclusions ; le relâchement des ligaments n'est pas nécessaire à la formation du genou en dedans ; d'autre part, toutes les hydarthroses ou arthrites ne sont pas suivies de cette déformation. Voici deux cas où il est complétement impossible d'admettre comme cause première une lésion des ligaments.

Obs. VI. — Déviation en dedans des deux genoux ; pas de rachitisme. Articulations saines. Redressement lent au moyen d'appareils.

Josph Ferrod, 17 ans, entré le 17 février 1870, à l'Hôtel-Dieu de Lyon, dans le service de M. Létievant, profession d'ouvrier pâtissier.

La déviation a commencé il y a deux mois ; à cette époque, son travail consistait à porter du bois et des seaux pleins d'eau. Depuis deux mois, il faisait ce genre de travail quand le début de la déviation a eu lieu. Le malade nous dit que depuis quelque temps il grandit beaucoup, ce que j'admets facilement car il est grand pour son âge.

Actuellement, les deux genoux sont déviés en dedans, le droit

(1) Ouvrage cité.

beaucoup plus que le gauche. Cette différence est en rapport avec l'habitude qu'a le malade de porter les charges surtout avec le bras droit. Quand les membres inférieurs sont rejoints, il y a entre les malléoles internes un intervalle de 33 centimètres.

Aucun moment de latéralité, pas d'épanchement, pas de tuméfaction, les articulations sont complétement saines.

L'nterligne articulaire est oblique en bas et au dedans, le degré d'obliquité est en rapport avec le degré de déviation.

La marche est facile, non douloureuse; le malade dit même qu'il ne se fatigue pas plus vite qu'avant l'apparition de sa difformité; ce qui l'a décidé à entrer à l'hôpital, c'est l'inquiétude causée par les progrès de la déviation.

Autant qu'on pent en juger à travers les parties molles, les deux condyles fémoraux ont un volume à peu près normal. L'axe du corps du tibia prolongé, coupe la ligne articulaire perpendiculairement; ses deux tubérosités n'offrent ancune déformation appréciable. Aucune courbure anormale des os longs, pas de trace de rachitisme. Constitution robuste, état général très-bon.

Quelques jours après son entrée, M. Létievant fit faire à la jambe droite, la seule qui méritât d'être redressée, un bandage amidonné remontant jusqu'à l'aine; quand il fut sec, on le coupa circulairement au niveau de l'articulation du genou, et on appliqua par-dessus le bandage des redresseurs coudés (1).

Chaque jour on resserrait les caoutchoucs à mesure que le redressement s'opérait. Le malade reste couché, il supporte très-bien cet appareil.

Au bout d'un mois, redressement notable, mouvements de latéralité assez étendus. Ces explorations ne réveillent aucune douleur. Depuis lors, je n'ai pas revu le malade.

Obs. VII. — Déviation en dedans du genou gauche. Absence de toute trace de rachitisme. Articulation saine.

Antoine Didier, 15 ans, entré le 18 février 1870 à l'Hôtel-Dieu, dans le service de M. Ollier, profession de garçon cafetier.

La déviation du genou a commencé à fixer l'attention du maladee il y a huit mois environ. Ses progrès lents et insensibles au début sont devenus très-rapides dans les derniers mois.

Ce garçon avait souvent à porter des paniers très-lourds et les portait toujours avec le bras gauche. A la même époque sa croissance aurait été notable d'après lui.

Actuellement, quand les deux genoux sont droits et au contact, il y a entre les malléoles internes un intervalle de 15 centimètres. En partant de la ligne médiane du corps prolongée, le pied droit est à 3 millimètres, le gauche à 12 centimètres. Les deux articulations sont complétement saines.

L'interligne articulaire est oblique de dehors en dedans et de haut en bas. Cette obliquité est beaucoup plus grande à gauche qu'à droite et est en rapport avec le degré de la déviation. Quand les genoux sont au contact, les condyles internes ne se touchent que par leur bord supérieur, et à partir de là s'en vont en divergeant.

Aucun mouvement de latéralité ni à gauche ni à droite; articulations complétement saines.

La marche est facile et ne donne lieu à aucune douleur. L'axe de la jambe est perpendiculaire au plan de l'articulation. Bonne constitution, aucune trace de rachitisme.

Dans les deux observations qui précèdent, il est impossible d'admettre qu'une lésion primitive des ligaments et leur allongement aient amené plus tard une déviation. On voit manifestement que le travail pathologique qui a amené la difformité a son siége unique dans le squelette; c'est lui qui est primitivement atteint et qui se déforme. Il peut survenir, comme nous l'étudierons plus tard, de l'hydarthrose, qui devient par elle-même, peut-être, une cause adjuvante, en relâchant les ligaments, mais alors c'est une complication concomitante, et non la cause première de la déviation. Voici quelques faits qui, j'espère, ne laisseront aucun doute à cet égard.

Obs. VIII. — Déviation en dedans du genou gauche. Hydarthrose. Redressement lent.

Jean Guillon, 19 ans, tisseur ; entré le 10 janvier 1870, dans le service de M. Ollier, à l'Hôtel-Dieu.

Le début de la déviation remonte à un an environ et celle-ci 'est produite insensiblement.

Ce malade travaillait à son métier debout en faisant reposer tout le poids du corps sur la jambe gauche pendant que la jambe droite faisait marcher une pédale.

En même temps que le genou se déviait, ou même consécutivement, il est survenu du gonflement et de la douleur; le malade, questionné avec soin sur ce point, semble être bien sûr que la tuméfaction du genou est postérieure à la déviation.

Actuellement, la jambe gauche est fortement déviée en dehors; quand les genoux sont au contact et bien droits, les malléoles internes sont écartées de 7 centimètres. Le genou gauche est le siége d'un peu de gonflement avec épanchement articulaire, et d'un peu de douleur dans les mouvements.

Mouvements de latéralité : L'interligne articulaire est oblique en bas et en dedans et perpendiculaire à l'axe du tibia vu par devant.

Le 12 janvier, M. Ollier, lui fit faire un bandage amidonné remontant jusqu'à l'aine. Quand il fut sec, on appliqua par-dessus, à la face interne de la cuisse, une attelle en bois dépassant le genou, et vers laquelle on ramena la jambe au moyen de courroies.

Mais la pression du genou sur l'attelle était trop forte et produisit de la douleur et du gonflement. Il fallut enlever l'appareil et faire une large fenêtre au niveau du condyle interne, et fendre tout du long le bandage qui servait de gouttière et immobilisait le membre.

Au bout de trente-six jours, le 17 février, on enlève le bandage; la douleur a disparu, il ne reste que l'hydarthrose. La flexion ne peut pas dépasser l'angle droit sans provoquer des douleurs. Il y a 5 centimètres et demi d'intervalle entre les malléoles; l'on frictionne le genou avec du baume Opodeldoch.

Le malade sort le 1er mars, non redressé.

Obs. IX. — Déviation en dedans du genou gauche. Hydarthrose. Redressement lent.

Pierre Crozet, 13 ans et demi, moulinier en soie, entré le 2 octobre 1869, à l'Hôtel-Dieu, dans le service de M. Ollier.

Son travail se fait debout, le corps reposant entièrement sur le membre inférieur gauche. Dès le début de la déviation, qui remonte à un an, le malade a remarqué de la tuméfaction dans le genou gauche. Ces deux phénomènes paraissent être apparus presque en même temps.

Dans les derniers mois, le malade ne pouvait plus soutenir le travail debout et restait assis.

Actuellement, le genou gauche est dévié en dedans : il y a entre les pieds un écartement de 15 centimètres.

Un peu d'épanchement articulaire avec tuméfaction, pas de douleurs. Les mouvements de flexion et d'extension se font bien.

Il y a des mouvements de latéralité.

L'interligne articulaire est oblique de haut en bas et de dehors en dedans, l'axe du tibia ne lui est pas perpendiculaire comme dans les autres observations. Il fait avec lui un angle aigu ouvert en dehors. L'obliquité de l'interligne articulaire est telle que son extrémité interne est à 2 centimètres au-dessous de l'extrémité externe.

Forte constitution, état général très-bon.

Le 7 octobre. M. Ollier lui fait appliquer la planche trouée (1).

Les jours suivants le malade supporte bien l'appareil. Quand on augmente l'effort de redressement il se produit de la douleur au côté externe de l'articulation.

Le 23. Le redressement obtenu est notable. Il n'y a plus que 8 centimètres d'intervalle entre les pieds ; mais, dès qu'on lâche les courroies, la jambe revient à son état primitif de déviation.

15 novembre. Le redressement est à peu près complet. M. Ollier va lui faire faire un bandage amidonné pour maintenir le membre redressé. Quand le doigt est appliqué sur l'articulation en dehors, et qu'en même temps on redresse le membre, on sent se

(1) Voir au traitement.

faire un écartement très-grand des surfaces articulaires. L'hydarthrose est toujours dans le même état.

Dès que le bandage a été sec, le malade a pu se lever et marcher.

6 janvier 1870. Il porte toujours son bandage amidonné, avec lequel il marche très-facilement. Toute la portion plantaire du bandage est déchirée, et celui-ci a été coupé au niveau des molléoles.

Comme il n'avait pas de quoi s'acheter un tuteur, et qu'il n'a pas pu en obtenir un de l'administration des hôpitaux, M. Ollier le renvoie dans cet état avec son bandage.

Ainsi ce n'est pas le relâchement des ligaments qui amème consécutivement la déformation osseuse; au contraire, il est bien plus probable que c'est la déviation qui amène l'entorse; en outre, ne peut-on pas admettre que la déformation de l'extrémité inférieure du fémur s'accompagne d'une irritation, qui par voisinage agirait sur la séreuse articulaire? L'on pourrait expliquer ainsi ces hydarthroses qui surviennent au début.

M. Jules Guérin (1), admet trois espèces de genoux en dedans : la première est due au rachitisme pur; la deuxième est causée par le rachitisme et la rétraction musculaire combinés; la troisième par rétraction musculaire et ligamenteuse essentielle. La cinquième observation citée dans le rapport, a trait à un « jeune nègre adulte, » chez lequel la déviation serait causée par une rétraction du ligament latéral externe et des muscles biceps et tenseur du fascia lata, « il était très-grand pour son âge et employé aux travaux les

(1) Ouvrage cité.

plus pénibles, » il y avait un peu d'épanchement articulaire.

M. J. Guérin compare cette déviation au torticolis et au strabisme, et la traite par le même procédé, c'est-à-dire, par section sous-cutanée des ligaments et muscles rétractés.

Cette étiologie est aujourd'hui complétement abandonnée : à mesure que la jambe se met en abduction, les muscles biceps et fascia lata, se rétractent en vertu de leur propriété de tissu appelée *contraction tonique*. Puis, quand on fait effort pour redresser le membre, leurs tendons sont tendus : mais cette rétraction n'est que consécutive à la déviation.

A l'état de repos, l'on ne sent pas de corde tendue. MM. Ollier, Lannelongue, Malgaigne, rejettent cette étiologie du genou en dedans.

Je n'ai trouvé nulle part de relation d'autopsie de genou en dedans, chez l'adolescent ; moi-même, je n'ai jamais eu l'occasion d'en faire ; il en résulte que ce point d'anatomie pathologique est complétement ignoré, et l'on en est réduit à faire des hypothèses plus ou moins probables.

Qu'on me permette, à mon tour, d'en faire une : une irritation du cartilage de conjugaison rendrait parfaitement compte de tout ce que l'on observe dans l'histoire de cette maladie. Voici, en effet, ce que dit M. Ollier dans son *Traité de la régénération des os*. « L'irritation de ces cartilages produit un arrêt de développement localisé au point irrité. Si l'on fait une coupe dans la moitié d'un cartilage de ce côté, l'os s'arrête de grandir, tandis qu'il continue du côté opposé et produit ainsi une déviation du membre.

Il cite à la suite l'histoire abrégée d'un garçon de 15 ans, atteint de genou en dedans, et qui avait eu une nécrose voisine du cartilage. L'on peut admettre comme très-probable que, pendant une croissance rapide, la couche spongoïde normale est plus épaisse et plus friable que normalement; que si, dans de semblables conditions, le sujet exécute un travail pénible et prolongé, il est naturel de penser que cette couche sera écrasée, il se fera une sorte de décollement incomplet au côté externe de l'articulation qui supporte une plus forte pression, et dans ce point irrité l'ossification ne se fera plus, tandis qu'elle continuera au côté interne qui supporte une pression moins forte.

Cela expliquerait pourquoi le genou en dedans ne se développe que pendant la croissance, la déformation siégerait sur le fémur, et non sur le tibia, parce que l'extrémité inférieure du fémur est la partie du squelette où la croissance est le plus active.

Etiologie. — Les considérations qui précèdent contiennent l'étiologie du genou en dedans de l'adolescent, aussi je ne ferai que citer succinctement les causes: La croissance rapide; les travaux pénibles; la rapidité de développement de l'extrémité inférieure du fémur.

Le sexe masculin est seul atteint par cette espèce

de déviation, parce que seul il se soumet à de travaux pénibles.

Symptômes.—La démarche et la position prise par le cagneux adulte sont entièrement semblables à celles que j'ai exposées au chapitre précédent, je n'y reviendrai pas. Je dirai seulement que quelques individus marchent les pieds droits comme normalement et sans tourner les jambes en dehors ; j'ai cru remarquer que cela arrivait dans les cas légers.

Mécanisme du genou en dedans. — N'ayant fait aucune autopsie, il m'est impossible de dire comment les choses se passent, et je ne pourrais que répéter ce que j'ai déjà dit au chapitre premier.

Traitement. — Deux méthodes de redressement sont employées, soit isolément, soit concurremment ; ce sont le *redressement lent* au moyen de machines et appareils, et le *redressement brusque*, pratiqué comme chez les enfants. Je vais citer quelques observations de redressement brusque pratiqué par M. Delore, chez des jeunes gens de 15 à 18 ans.

Obs. X. — Déviation en dedans du genou droit à l'âge de seize ans. Redressement brusque. Tuteur quitté au bout de dix-huit mois.

Claude Sambin, 19 ans, vigneron à Romanèche (Rhône), 26 septembre 1869, a toujours eu une forte constitution et une santé florissante. A l'âge de 16 ans, pendant les vendanges auxquelles il travaillait avec ardeur, il s'aperçut que son genou droit commençait à se dévier en dedans. A cette époque, dit-il, il grandissait beaucoup. La déviation fit des progrès, et l'année suivante, à l'âge de 17 ans, il se fit opérer par M. Delore, qui pratiqua après anesthésie un redressement brusque, mais incomplet. Bandage amidonné. Au bout de trois semaines on le coupe circulairement au genou, et l'on applique la planche de M. Blanc pour compléter le redressement. Après un mois, celui-ci étant complet, on lui applique un tuteur que le malade a conservé jusque dans ces derniers temps, c'est-à-dire pendant dix-huit à dix-neuf mois environ.

Actuellement, 26 septembre 1869, il marche sans tuteur et travaille autant que les autres vignerons sans ressentir aucune gêne dans le genou. Le membre qui était dévié est d'une rectitude parfaite. Quand cet homme est resté longtemps assis et qu'il veut se lever, il éprouve dans le genou une gêne qui disparaît aussitôt qu'il a fait quelques pas. De temps en temps il remet son appareil, quand il éprouve de la fatigue et de la faiblesse dans l'articulation.

Revu le 9 janvier 1870 par M. Delore, il a tout à fait laissé de côté le tuteur. Sa jambe est parfaitement droite.

Obs. XII (communiquée par M. Delore). — Déviation en dedans des deux genoux survenue à l'âge de dix-sept ans. Redressement brusque et lent combinés.

Faure (Antoine), 18 ans, cultivateur, entré le 4 septembre 1869 à l'Hôtel-Dieu, dans le service de M. Delore.

L'année passée, il s'aperçut que ses genoux se déviaient en dedans; à cette époque il faisait des travaux pénibles, nous dit-il, et en même temps il grandissait d'une manière sensible.

La difformité augmentant toujours, il se décide à entrer à l'hôpital.

Actuellement, les deux genoux sont déviés en dedans: lorsqu'ils sont en contact et tournés directement en avant, les deux pieds ont un écartement de 27 centimètres.

Quelques jours après son entrée, anesthésie, redressement brusque, incomplet, maintenu par un solide bandage amidonné. Quand ce bandage fut sec, on mit le malade dans un appareil de M. Blanc, qui continua le redressement, et qui fut très-bien supporté.

Au bout d'un mois les talons sont arrivés presque au contact. On fait au malade des tuteurs pour maintenir le redressement obtenu, et même le compléter.

Le malade sort le 19 décembre. Les talons ne sont plus écartés que par un espace de 5 à 6 centimètres. Cependant l'on juge prudent d'empêcher la flexion du genou au moyen d'un appareil, afin d'avoir plus de prise sur la déviation. La marche sur un terrain plat s'effectue aisément.

Obs. XIII. — Communiquée oralement par M. Philippeaux. — Déviation en dedans des deux genoux survenue vers l'âge de 17 à 18 ans. — Redressement brusque et lent combinés. — Tuteur quitté au bout d'un an environ.

Jules Richard (de Vougy, Loire), 19 ans, cultivateur ; déviation des deux genoux en dedans, survenue pendant une croissance rapide et à la suite de travaux pénibles des champs, consistant à faucher des prés.

M. Philippeaux, après l'avoir anesthésié, opéra le redressement brusque et s'arrêta avant d'avoir obtenu une rectitude complète. Bandage amidonné qui maintient le redressement.

Au bout de huit jours, on coupe circulairement le bandage au niveau de l'articulation du genou, et on applique la planche de M. Blanc pour achever le redressement qui fut obtenu au bout de huit jours, à un degré suffisant. On applique un tuteur à chaque membre, le malade l'a gardé pendant environ un an, au bout duquel il était complétement redressé.

M. Philippeaux a ajouté que, lorsqu'il a passé en conseil de révision, ce jeune homme a été jugé bon pour le service.

Actuellement, septembre 1869, il a 21 ans, sa taille est très-élevée.

Ces trois observations sont, je crois, suffisantes pour montrer : 1° l'innocuité du redressement brusque ; 2° la durée totale du traitement qui a été une fois d'un an, une autre fois de dix-huit mois. Ces résultats sont satisfaisants si on les compare à la durée du traitement par les appareils seuls ou bien par les sections tendineuses et les appareils successivement.

La complication de l'hydarthrose n'est pas une contre-indiction au redressement forcé.

Les désordres produits dans le genou par le redressement forcé sont les mêmes que chez les enfants ; mais plus l'âge est avancé, plus l'adhérence du périoste et de l'épiphyse est solide; aussi l'écartemen des parties décollées va en diminuant, tandis que l'allongement des ligaments externe et croisés va en augmentant.

La méthode des sections tendineuses et ligamenteuses, inaugurée par M. J. Guérin et adoptée par M. A. Bonnet (de Lyon), est aujourd'hui complétement abandonnée par les chirurgiens, à cause des accidents qui sont survenus quelquefois et à cause des résultats peu satisfaisants qu'elle a donnés. Bonnet ne pratiquait les sections tendineuses que chez les adolescents. Dans son *traité de thérapeutique des maladies articulaires*, p. 367, il cite deux observations : l'une se rapporte à un jeune homme de 16 ans, chez lequel il coupa le tendon du biceps et du fascia lata. Treize mois après, il était encore dans l'impossibilité absolue de marcher sans tuteur. La seconde observation a trait à un jeune homme de 19 ans, auquel Bonnet coupa le biceps et le fascia lata : il put se passer de tuteur au bout d'un an et demi à deux ans.

Redressement lent par les appareils.—Ce mode de traitement est encore très-employé. L'on a imaginé une foule d'appareils et de tuteurs dans le détail desquels je crois inutile d'entrer. M. Gaujot (1) en a fait une description très-bien faite et complète : il les divise en *appareils inflèxiles* et *appareils articulés*.

(a). *Appareils inflexibles:* La tige rigide attire à elle le membre au moyen de courroies et d'embrasses.

(b). *Appareils articulés.* Ils sont de deux sortes : 1° l'attelle flexible (Mathieu), qui fait office de ressort et tend à se redresser : elle est de plus articulée au genou et permet la flexion ; 2° l'appareil à tiges rigides et à mouvement latéral avec mécanisme propre à redresser en entraînant le nombre solidement assujetti.

Je me me bornerai à décrire quelques appareils que j'ai vu employer à Lyon, et qui ne se trouvent pas indiqués dans les livres.

Planche de M. Blanc. — C'est une planche d'environ 60 à 80 centimètres de long, suivant la taille de l'individu, et de 30 à 50 centimètres de large. L'extrémité inférieure correspondant aux pieds est pleine et bien rembourrée. L'extrémité supérieure correspondant au siége, offre une vaste échancrure qui permet au bassin et à la partie supérieure des cuisses de reposer directement sur le lit. A 5 ou 10 centimètres au-dessous de la partie la plus profonde de l'échan-

(1) Arsenal de la chirurgie contemporaine, 1867, p. 642.

crure, s'élèvent de chaque côté deux montants, contre lesquels on fixe solidement le genou au moyen d'embrasses. Tout à fait à l'extrémité supérieure, s'élèvent de chaque côté deux autres montants rembourrés qui prennent le bassin comme une gouttière (Bonnet). — Tout à fait à l'extrémité inférieure se trouvent des courroies qui saisissent le bas de la jambe et la portent en adduction.

Planche trouée de M. Ollier. — Autant la précédente est compliquée et coûteuse, autant celle-ci est simple et facile à construire. C'est une planche de 80 centimètres de long sur 50 de large, qui offre à la partie supérieure une vaste échancrure pour laisser le siége reposer sur le lit. Elle n'est pas rembourrée et est criblée de trous larges de 2 ou 3 doigts, où les courroies prennent attache; le membre dévié étant placé sur cette planche, la cuisse est solidement saisie et immobilisée par trois courroies circulaires, et le bas de la jambe est attiré dans le sens de l'adduction par deux courroies; des coussins en ouate protégent contre l'étranglement des courroies.

Cet appareil agit assez bien, il n'a pas d'autre inconvénient que de produire de la stase veineuse, mais à un degré peu prononcé.

Redresseurs Blanc. — Ce sont deux leviers coudés

à angle droit ; une des branches est conformée pour être appliquée sur le membre ; elle est disposée en forme de gouttière ; l'autre branche, longue de 15 à 20 centimètres, est une tige en fer terminée par un anneau. Un des leviers est appliqué sur la cuisse, l'autre sur la jambe, à leur partie interne ; des liens en caoutchouc passés dans les anneaux tendent à les rapprocher et par conséquent à redresser le membre.

Ces appareils sont appliqués par-dessus un bandage amidonné, remontant jusqu'à l'aine et qu'on coupe circulairement au genou ; il résulte de leur situation à la partie interne du membre, que le malade ne peut marcher et est obligé de rester au lit. Dans ces dernièrees années. M. Ollier leur a apporté une heureuse modification : il les coude à angle obtus et les applique à la partie externe du membre, de manière à permettre au malade de se lever et de marcher.

Une fois le redressement obtenu par ces appareils, on maintient le redressement au moyen d'un tuteur. Cet appareil est trop connu pour qu'il soit utile de le décrire ici. Ce tuteur est articulé au genou, au pied, et à la hanche ; et permet au malade de marcher facilement.

Il est infiniment probable qu'au début du redressement par les appareils, l'unique lésion produite est une entorse avec allongement des ligaments latéral externe et croisé ; de là un écartement énorme des surfaces articulaires à la partie externe. Plus tard, les condyles vont à la rencontre l'une de l'autre, et le vide est comblé. J'ignore complétement ce qui se passe alors dans les extrémités du genou, une autopsie ou des expériences sur des animaux pourraient seules nous renseigner à ce sujet.

Le temps nécessaire pour la guérison complète est toujours très-long. Les malades ne peuvent marcher sans tuteur qu'au bout d'un an et demi ou deux ans et quelquefois plus.

CHAPITRE III.

DU GENOU EN DEDANS CHEZ L'ADULTE ET LE VIEILLARD.

Anatomie pathologique. — Il y a deux cas bien distincts à étudier : 1° La cagnosité contractée dans l'enfance ou l'adolescence, lorsqu'elle n'a pas été traitée, se complique à un âge avancé de certaines lésions et déformations et souvent d'arthrite sèche du genou.

2° Quelquefois le genou en dedans se produit à un âge avancé, à la suite d'une arthrite sèche du genou.

§ 1er. — *Complications séniles du genou en dedans.* — (a) *Rotation permanente du membre en dehors.*

Cette attitude, que les malades prennent instinctivement, finit par devenir pour le membre une habitude. Il faut faire un effort pour le ramener droit, et dès qu'on l'abandonne à lui-même il reprend sa position.

(b) *Déviation en dedans du pied.* — Les cagneux, de quelque nature que soit leur difformité, prennent tous la même attitude ; ils renversent leur pied en dedans, comme dans le pied bot varus. Cette adduction du pied finit par devenir une habitude et devient permanente à un âge avancé, à cause des modifications organiques qui sont survenues; j'ai pu observer ce fait chez un vieillard et sur un cadavre trouvé à l'amphithéâtre de l'école de médecine de Lyon.

Autopsie. — Sujet d'environ 50 ans, de taille ordinaire. Déviation en dedans du genou gauche, avec rotation en dehors permanente et adduction permanente du pied.

Fémur. — Le condyle interne descend un peu plus bas que sur un fémur sain. Les surfaces articulaires ne paraissent pas altérées. Les condyles vus dans leur ensemble ne sont pas déformés d'une manière très-sensible.

Tibia. — Son plan articulaire est incliné en bas et en dehors. Les *ligaments* latéraux ne sont pas relâchés; il n'y a aucun mouvement de latéralité ; cependant cet homme avait l'habitude de marcher, car à la plante des pieds on trouve un épiderme calleux caractéristique.

Le *pied* est en adduction, et quand on veut le ramener à la rectitude, on est arrêté brusquement comme par un obstacle venant des os, il est impossible de redresser le pied. La surface articulaire du tibia a son plan perpendiculaire à l'axe de cet os comme à l'état normal. — Quand le pied (qui a été désarticulé dans l'articulation tibio-tarsienne) repose par saplante sur une table horizontale, la surface de la poulie astragalienne est très-inclinée en bas et en dedans, cela tient d'une part à ce qu'il est devenu plus épais en dehors qu'en dedans, en second lieu à une sorte de torsion en dehors de la moitié antérieure du pied. Les autres os du pied ne sont pas déformés d'une manière appréciable.

OBSERVATION.

Vieillard de 83 ans. Le genou droit est fortement dévié en dedans ; cette difformité est venue à l'âge de 14, à la suite d'un travail forcé et prolongé consistant à faucher des prés ; il n'a jamais eu de gonflement dans le genou.

A l'âge de 20 ans la déviation était ce qu'elle est aujourd'hui, elle a très-peu augmenté depuis cette époque.

Il a exercé la profession de chargeur dans les halles à Lyon ; il se vante d'avoir été un des forts de la halle.

État actuel. Il n'y a pas le moindre mouvement de latéralité dans le genou ; l'interligne articulaire a une direction oblique en dedans et en bas : l'axe du tibia lui est perpendiculaire ; le genou est un peu tuméfié, mais très-peu. Quand on fait exécuter des mouvements de flexion et d'extension avec une main appliquée sur le genou, on a une sensation de râpe ; l'on sent à travers la peau des noyaux durs faisant corps avec l'os et qui sont des ortéophytes. Les mouvements sont faciles, non douloureux.

Le pied droit est en adduction permanente, il est impossible de le ramener à la rectitude ; on est arrêté brusquement comme par une résistance osseuse ; articulation saine, les mouvements se font bien ; la malléole est très-saillante au contraire, l'interne correspond à un angle rentrant ; cette adduction permet au pied de reposer sur le sol par toute la plante ; l'axe antéro-postérieur du pied et dirigé d'avant en arrière à peu près comme à l'état normal.

Cet homme marche facilement, mais il se fatigue vite, et alors il éprouve un peu de douleur dans le genou.

(C) *Arthrite sèche.* — L'observation que je viens de citer en est un exemple ; je ne prétends pas qu'elle soit constante, mais elle est très-fréquente. Au musée Dupuytren j'ai trouvé cinq pièces de genou cagneux à un âge avancé, et toutes les cinq portent les lésions de l'arthrite sèche.

Pièce n. 576. — Déformation de l'articulation tibio-fémorale. Déviation en dedans ou état cagneux genou! M. Lannelongue, Soc. anat. 2e série t. XV, p. 15, 1870.

La description qui va suivre a été faite la pièce sous les yeux, presque entièrement sous la dictée de M. Lannelongue qui a bien voulu me prêter son concours dans ces recherches.

Pris dans leur ensemble les axes prolongés du corps du fémur, et du tibia forment ensemble un angle d'environ 152 degrés, saillant en dedans.

Le plan passant par la face inférieure des condyles fémoraux fait avec l'axe du fémur un angle de 74 degrés environ, ouvert en dehors, tandis que normalement cet angle est de 81 degrés.

L'axe du corps du tibia se comporte différemment par rapport au plan articulaire suivant qu'on considère la face antérieure ou postérieure; en avant c'est un angle droit, en arrière c'est un angle de 68 degrés, ouvert en dehors.

Ces os n'ont aucune courbure rachitique, ils ont une grosseur normale.

Fémur. — Condyle externe; sa surface articulaire est plus large qu'à l'état normal, elle est élargie du côté de son bord externe par une bordure de végétations osseuses d'un demi-centimètre de large; dans l'extension le tibia vient se mettre en rapport en avant avec la surface rotulienne, et arrive jusqu'à 2 centimètres du bord supérieur de cette surface; en arrière son 1/5 postérieur appartient à une courbe d'un plus petit rayon qu'il n'est sur un fémur sain. Cela est très-frappant, le cartilage articulaire a disparu par usure dans l'espace de 2 centimètres, mesurés d'avant en arrière près du milieu du condyle, et dans cet espace l'os est à nu et éburné; ses dimensions générales d'avant en arrière et verticalement sont à peu de près normales. Dans l'extension la rotule ne porte sur la poulie fémorale que par sa moitié inférieure, parce que le triceps s'est rétracté au fur et à mesure que le tibia empiétait en avant.

Le condyle interne est légèrement plus proéminent en bas et en dedans qu'à l'état normal; il est bordé à son bord interne dans toute sa longueur ar une bordure d'ostéophyte de 1 centimètre de large; son cartilage articulaire est intact.

Les mensurations dans le sens vertical et antéro-postérieur n'ont pas donné des différences bien positives d'avec le fémur sain que j'avais pris comme terme de comparaison ; l'on voit en avant sur la surface rotulienne à 2 mm. environ du fond de la gorge de poulie une entaille profonde creusée dans le condyle et dirigée d'avant en arrière dans l'étendue de 3 centimètres environ ; c'est une perte de substance du cartilage produite par le frottement avec pression sur l'épine du tibia ; le fond de cette rigole est constitué par l'os éburné et à nu, elle se termine en avant à 3 ou 4 mm. du bord articulaire.

Tibia. — La surface articulaire interne est normale en tous points, comme forme et comme dimensions; s'il y a des différences, elles sont inappréciables.

Il n'en est pas de même de la cavité glénoïdienne externe qui est très-déformée ; elle a une obliquité considérable en arrière et en bas, une horizontale menée d'arrière en avant, à la face externe et partant du bord postérieur de l'articulation, se trouve en avant à un centimètre et demi au-dessous du bord antérieur.

C'est pourquoi, en avant, l'axe du tibia est perpendiculaire à la ligne articulaire, tandis qu'en arrière il y a un angle aigu ouvert en dehors. Cette surface est concave d'avant en arrière et transversalement, s'accommodant ainsi à la forme du condyle externe. Sa partie la plus profonde ne correspond pas au bord postérieur, mais à quelques millimètres en avant de ce bord. Les dimensions de la cavité glénoïde sont agrandies dans tous les sens, tandis que sur un tibia normal elle a environ 3 centimètres de diamètre, ici elle en a 5 d'avant en arrière et 4 transversalement. Dans ses deux tiers postérieurs, cette surface est dépouillée de son cartilage et est formée par l'os à nu et éburné. Cette partie correspond à la portion du condyle qui est également dénudée.

L'épine du tibia est entièrement à nu jusqu'à sa base et montre sa structure spongieuse; le ligament croisé antérieur, qui s'insérait à la face antérieure de cette épine, a été détruit au niveau de cette insertion et flotte entre les deux condyles. C'est ce tubercule osseux qui, frottant dans les mouvements de flexion et d'extension contre le condyle interne, y a creusé la rigole profonde dont nous avons déjà parlé. Ce même frottement a détruit l'insertion du ligament croisé antérieur et dénudé l'épine du tibia. Le ligament croisé postérieur paraît intact. Les ligaments latéraux sont sains ; le cartilage semi-lunaire est aminci et à moitié détruit.

Mécanisme. — Quand un fémur normal est placé verticalement sur une table horizontale, reposant sur ses condyles, le condyle externe touche la table en un point situé à peu près à l'union du quart postérieur avec les trois quarts antérieurs. A quelques millimètres en avant de ce point, se trouve un sillon transversal qui est la séparation entre la surface rotulienne et la surface glénoïdienne. Toute la surface située en avant du point qui porte sur la table est un plan incliné de bas en haut et d'arrière en avant.

Sur cette pièce, le condyle externe ayant une conformation générale régulière, représente donc dans l'extension un plan incliné en bas et en arrière, et nous avons vu que le tibia venait se mettre en rapport avec lui jusqu'à 2 centimètres du bord antérieur.

Sur la pièce, la surface glénoïdienne externe représente aussi un plan très-incliné en bas et en arrière. Nous avons donc, du côté du condyle et du tibia, deux plans inclinés dans le même sens.

Dans la station debout avec extension de genou, ces deux plans inclinés ont de la tendance à glisser l'un sur l'autre en sens inverses ; le condyle glisse en arrière et en bas, le tibia en avant avant et en haut : il en résulte que le quart postérieur du condyle s'est abaissé d'un centimètre et demi pour se mettre en contact avec la partie postérieure de la cavité glénoïde. Mais sur le vivant, comme le fémur ne peut pas descendre, c'est le tibia qui remonte et qui s'incline en dehors. Tel est le mécanisme de la déviation dans l'extension.

Dans la flexion, la déviation semble disparaître, et la jambe vient s'appliquer directement derrière la cuisse, comme à l'état normal. Dans cette position, le cinquième postérieur du condyle vient se mettre en rapport avec la moitié antérieure de la cavité glénoïde en un point situé presque au même niveau qu'à l'état normal. Le tibia est obligé de s'abaisser et de se porter en dedans en revenant à la rectitude. Celui-ci joue donc absolument le rôle de ce qu'en mécanique on appelle un *excentrique*.

Quand on fléchit le genou, il se fait à un certain moment une secousse, comme quelque chose qui cède tout à coup ; pour bien se rendre compte de ce phénomène, il faut regarder le genou par sa face externe. Tant que le condyle ne porte que par sa partie inférieure et antérieure, il y a emboîtement réciproque très-exac entre les deux os, et il ne peut pas se faire de glissement brusque. Mais dès que, par les progrès de la flexion, le cinquième postérieur porte sur le tibia, le contact entre les deux os n'a plus lieu que par une tangente, et ce point glisse d'un seul coup par une secousse du bord postérieur du tibia vers le milieu de sa surface. Ce glissement brusque est causé par la direction de la force, laquelle est devenue parallèle à la surface glénoïdienne.

En somme, la déviation, sur cette pièce, est presque tout entière produite par la perte de substance de la cavité glénoïde externe du tibia, et un peu par la saillie plus grande du condyle interne. La perte de substance et l'inclinaison du tibia qui en résulte fait que l'épine tibiale est venue se mettre en contact avec le condyle interne ; de là toutes les lésions que nous avons vues.

Avant l'usure de la cavité glénoïde y avait-il déjà genou au dedans ? En d'autres termes, l'arthrite sèche est-elle primitive ou consécutive ? M. Lannelongue ne possède aucun renseignement sur ce point. Mais, d'après l'examen de la pièce, l'angle de 74 degrés fait par l'axe et le plan articulaire du fémur, semble indiquer qu'il y aurait encore genou en dedans si le tibia était resté normal, et l'arthrite sèche avec toutes ses lésions ne serait que consécutive. Mais cela est insuffisant, car l'arthrite pourrait bien avoir déformé les condyles et produit une augmentation de volume du condyle interne.

Je ne possède donc qu'un fait bien certain d'arthrite

sèche consécutive, c'est celui du vieillard de la Charité dont j'ai cité l'observation.

La pièce 577 *a* du Musée semble être encore un exemple d'arthrite sèche consécutive, car les courbures du fémur indiquent évidemment une cagnosité rachitique et remontant jusqu'à l'enfance. Sur cette pièce, le condyle interne est démesurément allongé, l'axe du corps du fémur fait avec le plan passant par les condyles un angle de 63 degrés, au lieu de 81 degrés qui sont l'état normal.

Le condyle externe a un diamètre antéro-postérieur de 7 centimètres (5 à l'état normal); son diamètre transversal est aussi augmenté, verticalement il n'a pas augmenté; la surface de glissement avec le tibia se prolonge en avant sur la poulie rotulienne.

La cavité glénoïdienne externe a beaucoup d'analogie également avec celle de la pièce précédente. Sa surface articulaire a acquis de grandes dimensions en rapport avec celles du condyle externe. Elle a 5 centimètres d'avant en arrière et 4 centimètres et demi transversalement; elle est concave dans tous les diamètres, comme creusée en cuvette, son plan est horizontal, c'est là une différence capitale d'avec la pièce précédente.

La surface glénoïdienne interne est éburnée et bordée d'ostéophytes.

Cette pièce appartient à un sujet âgé.

Pièce 577. — Le tibia a subi une torsion à concavité externe au-dessous de ses tubérosités, et il est infiniment probable que c'est encore un genou en dedans rachitique de l'enfance qui s'est compliqué, dans un âge avancé, d'arthrite sèche. Sa surface glénoïdienne externe articulaire est considéraclement élargie (5 centimètres d'avant en arrière et 4 centimètres transversalement) ; elle est très-inclinée en arrière et en bas et aussi en dehors ; elle est concave dans tous les diamètres ; elle est éburnée et polie par le frottement. Ostéophytes à la limite du cartilage.

Quant au fémur, ses axes et sa conformation générale sont normaux.

Pièce 576 *c*. — Sur un fémur sain d'adulte, le diamètre transversal des condyles est de 0^m065 ; sur cette pièce, il est de 10 centimètres : tout ce qu'il a de trop appartient au condyle interne qui fait une saillie énorme. L'angle entre l'axe fémoral et l'article est de 66 degrés.

La surface glénoïdienne externe est très-inclinée en bas et en arrière, il y a 1 centimètre et demi de pente ; sa surface est très-élargie.

Ici il est impossible de savoir si avant l'arthrite sèche il y avait ou non genou en dedans ; tout ce que je constate c'est l'analogie des lésions en dehors avec les pièces précédentes.

Pièce 576 *b*. — Le fémur est presque identique au précédent ; il a 0^m105 de diamètre transverse bi-condylien, et tout ce qu'il y a de trop appartient au condyle interne.

A la cavité glénoïdienne externe il y a usure du cartilage, os dénudé, obliquité très-grande en arrière et en bas (1 centimètre et demi de pente. Angle de 75 degrés entre l'axe fémoral et l'article.

En résumé, dans ces cinq pièces il y a :

1° Arthrite sèche.

2° Agrandissement énorme et déformation de la cavité glénoïdienne externe.

3° Le condyle externe est très-peu déformé ; sa surface de glissement avec le tibia empiète sur la poulie rotulienne.

4° Déformation du condyle interne.

5° Angle entre l'axe fémoral et le plan passant par dessous les condyles, toujours plus petit que 81 degrés.

6° Genou cagneux.

Il est bien probable que ces lésions sont la règle chez les vieux cagneux ; le genou en dedans serait donc une cause d'arthrite sèche.

§ 2. -- *Genou en dedans consécutif à l'arthrite sèche.*

Je manque absolument de faits de ce genre ; mais on en conçoit très-bien la possibilité. Ainsi la pièce 576 *b* dont l'angle est de 75 degrés est probablement de cette nature.

Ici c'est surtout une perte de substance de la tubérosité externe qui cause la *cagnosité.* La légère saillie en bas du condyle interne peut très-bien n'être que consécutive et le résultat des déformations nombreuses que l'arthrite sèche imprime aux os.

Traitement. — Quand les malades ont dépassé l'âge de 20 à 23 ans et que le cartilage de conjugaison a complétement disparu, peut-on encore redresser le genou en dedans? Dans ces dernières années M. Berend (de Berlin) (1) a appliqué l'ostéotomie au redressement des courbures rachitiques, et des pieds-bots. Pour cela il résèque un coin osseux en conservant autant que possible le périoste.

Velpeau avant lui avait pratiqué l'ostéotomie pour un pied-bot. Une pièce du musée Dupuytren en fait foi.

Dans les *Archives* de 1862 on trouve une courte note sur un cas d'ankylose du genou traitée par la résection cunéiforme du fémur. La guérison a eu lieu au bout de trois mois ; le nom de l'opérateur n'est pas indiqué.

C'est là une opération grave, et je crois qu'on ne doit la pratiquer qu'à la dernière extrémité. Aussi, tant que la difformité n'est pas excessive et qu'elle permet de marcher, je crois qu'il faut s'abstenir.

Le traitement de l'arthrite sèche est à peu près nul ; cette affection est jusqu'ici considérée comme incurable. Le mouvement est nécessaire pour empêcher l'ankylose. M. Houel (2) a obtenu deux améliorations avec l'iodure de potassium à l'interieur.

(1) Arch. gén. de méd., 1851, 1re série, p. 659.

(2) Patholog'e externe par Follin et Duplay, t. III, p. 35.

CONCLUSIONS

1° Il y a trois sortes de genoux cagneux. L'une est le résultat de courbures rachitiques des diaphyses sans déformation épiphysaire ; — la seconde paraît être causée par un traumatisme du cartilage de conjugaison chez les adolescents. La troisième est le résultat des déformations de l'arthrite sèche.

2° Le redressement brusque est préférable chez les enfants au redressement lent, obtenu par des appareils.

3° Le redressement brusque produit un décollement épiphysaire avec écartement et guérit comme une fracture simple.

4° Le genou en dedans se complique presque toujours d'arthrite sèche à âge un avancé.

Paris. Imprimerie de la Faculté de Médecine, rue Mr le-Prince, 31.